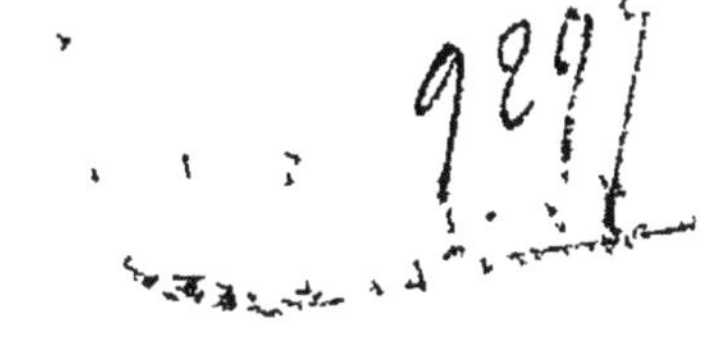

FARINE
DE
MAÏS ROUGE

SON ACTION THÉRAPEUTIQUE
EXPLIQUÉE DANS LES ÉPUISEMENTS DE TOUTE NATURE,
PHTHYSIES COMMENÇANTES, AMAIGRISSEMENTS.
OPINIONS MÉDICALES, OBSERVATIONS, MÉDICATION
PAR L'ALIMENTATION

PAR L. PARISEL
Pharmacien de 1re classe,
ancien professeur de chimie, ex-préparateur et lauréat
de l'École supérieure de Pharmacie de Paris.

MÉDICATION
PAR
L'Alimentation.

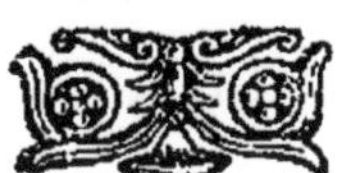

PLUS D'HUILE
DE
Foie de Morue.

Prix : 1 Franc.

PARIS
PHARMACIE L. PARISEL
AVENUE LAMOTHE-PIQUET, 29, GROS-CAILLOU.

—

1865

L'ANNÉE PHARMACEUTIQUE

Paraît au mois de Janvier.

C'est le Recueil de tous les remèdes nouveaux et de toutes les nouveautés scientifiques qui ont paru dans l'année.

Le 1er janvier 1865 paraîtra la 5e année.

Prix, chez l'auteur, 1 fr. 50.

On peut se procurer les précédentes années, chez l'auteur, aux prix de :

L'année 1864.	1 fr. 50
Les précédentes, le vol. . . .	3 »

PLUS D'HUILE DE FOIE DE MORUE.

DU MAÏS ROUGE (1)

ET DES

PROPRIÉTÉS THÉRAPEUTIQUES

DE SA FARINE

PAR PARISEL

Pharmacien de 1re classe, ex-préparateur,
lauréat, (Médailles d'or et d'argent) de l'École supérieure
de Pharmacie de Paris; membre de plusieurs
Sociétés savantes, éditeur de l'*Année pharmaceutique*,
avenue Lamothe-Piquet, 29, à Paris.

MÉDICATION PAR L'ALIMENTATION

COMPOSITION.

La farine du maïs rouge renferme :

1° *Une fécule* très-nourrissante.

(1) Toutes les farines de maïs sont bonnes, mais à des degrés différents. C'est par l'analyse que nous avons été éclairés sur leurs qualités respectives et leur bonté. Le maïs rouge est notablement le plus riche en corps gras et en phosphates alcalins. Il est du reste beaucoup plus digestif.

2° *De l'azote*, élément constitutif essentiel de l'économie humaine.

3° Un corps gras très-assimilable (10 pour 100).

4° *Des phosphates alcalins*, si abondants dans un corps bien portant, si nécessaires dans les débiles constitutions.

5° *Un peu de fer*.

Avec une composition aussi richement douée en principes fortifiants, le maïs devait fournir abondamment à l'économie humaine les éléments de la santé, de la force et même de l'embonpoint. Aussi bien ces éléments de vie y sont rassemblés dans les rapports et les conditions les plus favorables à leur absorption et à leur assimilation.

C'est ce que l'observation a démontré. Le maïs expérimenté s'est montré éminemment réparateur dans les phthisies commencées, les tempéraments affaiblis, les constitutions ruinées par une cause quelconque, les estomacs énervés, ceux qui digèrent mal, les faiblesses des convalescences, les ossifications souffrantes, incomplètes de l'enfance ; l'amaigrissement chronique à tout âge et surtout des jeunes gens, les affections chlorotiques, les forces épuisées.

Les *fécules* seules sont faiblement nutritives. On le comprend, quand on sait que leur composition est presque identique à celle du *sucre* lui-même (1); aussi renonce-t-on de plus en plus à l'usage trop longtemps conseillé, comme analeptiques de la fécule de pomme de terre et de ses

(1) La fécule de pommes de terre, celle de froment ne renferment, comme le suçre, que de l'oxygène, de l'hydrogène et du carbone.

variétés telles que tapioka, sagou, arrow-root, salep, farine de lentille, etc.

Depuis que la chimie a éclairé des lumières de l'analyse les voies de la thérapeutique, on comprend de plus en plus les moyens d'action de chaque substance médicale. Les médications deviennent plus rationnelles et partant plus fécondes en guérisons.

Les fécules, mieux connues aujourd'hui dans leur composition et leurs propriétés, sont classées dans le groupe des aliments respiratoires. Leur fonction est toute adjuvante et subordonnée. Elles aident à la digestion et à l'assimilation des véritables aliments, de ceux qui contiennent des substances azotées, des graisses, des phosphates, du fer, en un mot tous les matériaux qui entrent dans la construction de l'édifice humain.

Or la farine du *maïs rouge* réalise l'association complète de ces éléments nombreux et indispensables à la santé, à la vie; et c'est la nature — qui fait si bien les choses — qui a rassemblé elle-même et proportionné ces éléments (1). Cette heureuse combinaison offre la matière première la plus fortifiante pour créer les solides constitutions et est en même temps la plus apte à réparer leurs ruines.

(1) M. de Gasparin s'exprime ainsi, au sujet du maïs, dans son *Cours d'Agriculture* (T. III, p. 746) : « Le maïs a l'avantage d'être par lui-même une nourriture complète, possédant à la fois tous les éléments azotés et carbonés, tandis que la pomme de terre n'offre qu'une nourriture insuffisante, si elle n'est pas associée à d'autres éléments qui possèdent les principes qui lui manquent. »

MÉDICATION DES ÉPUISEMENTS

Systèmes ancien et actuel.

Comment vient-on au secours des misères de notre économie malade, au soulagement des poitrines épuisées?

Avec des moyens artificiels tels que :

Le quinquina, si souvent irritant ou inefficace;

Les ferrugineux, si lourds à digérer;

L'iode et ses préparations si dangereuses;

Le goudron;

L'huile de foie de morue, qui a rendu de grands services, mais d'un déboire si nauséabond et si repoussé, et autres remèdes analogues. Ils sont employés tour à tour avec des succès si souvent négatifs, qu'ils ont découragé les médecins et surtout les malades.

Les moyens artificiels ont fait leur temps. Appliquer l'alimentation au traitement des maladies, est une de ces pratiques heureuses qui sont appelées à régénérer la thérapeutique, en ouvrant de nouvelles voies à l'art de guérir.

Dans les espèces de maladies qui nous occupent, les combattre et apporter la santé avec un aliment agréable et d'une facile digestion est une bonne fortune qui fait la joie du médecin et du malade.

Un naturaliste très-distingué appelle les céréales *les mamelles de l'humanité.* Pénétré de cette grande idée, nous avons cru suivre une voie naturelle, en allant puiser le rétablissement de la santé aux sources mêmes de la vie? C'est ce que nous faisons en appliquant la farine de maïs, cette céréale si admirablement douée, au traitement des nombreuses maladies dues à l'appauvrissement du sang, à une assimilation insuffisante.

Cette farine dissémine dans tous nos organes et à l'état naissant (1) :

L'azote, base de l'animalisation;

La graisse naturelle, que réclament les tissus qui doivent être adipeux;

Ses phosphates alcalins, indispensables à la formation des muscles et aux os;

Son fer, au sang qui ne peut s'en passer;

Sa fécule, dont l'oxygène et l'hydrogène alimentent le foyer de la respiration.

(1) L'analyse chimique que M. Payen a publié, donne la composition suivante pour le maïs jaune :

Principe amylacé, 71 ; gluten, albumine, 12; huile grasse, 9,9; glucose, 1; ligneux, 4; phosphates alcalins, 1,20; fer des traces, Total : 100. — Le maïs rouge a encore plus de phosphate et surtout plus d'huile et de fer.

Le tout dans un état de division inimitable, dans des proportions réglées par la nature elle-même.

Dans ce simple système de médication, qui bannit les remèdes proprement dits, l'aliment est le seul remède : manger, se nourrir, voilà le traitement, voilà la guérison.

Hâtons-nous de le dire, les observations thérapeutiques ont confirmé toutes ces prévisions théoriques. C'est ce que nous prouvons en citant quelques-uns des cas nombreux de guérison, que nous avons colligés depuis que les médecins, sur notre invitation, ont prescrit la farine de maïs rouge.

L'étude de la physiologie comparée nous offre aussi son témoignage décisif. Dans le règne animal domestique, pour les sujets destinés à l'engraissement, au développement magnifique des formes, l'alimentation la plus efficace est celle qui a pour base la farine de maïs.

Du reste, l'observation générale de l'alimentation publique démontre compendieusement cette propriété fortifiante. En France, les plus fortes populations sont celles qui consomment le plus de maïs. Dans les provinces du sud-ouest, cette farine contribue à développer et à entretenir cette vivacité musculaire, qui caractérise leurs habitants. Dans le *Jura*, la *Bresse*, la *Franche-Comté* et le *Dauphiné*, elle pousse au développement charnu et osseux. C'est dans les provinces que se trouve la population la plus grande et la plus forte. C'est là que l'armée recrute ses plus beaux hommes.

De la meilleure variété de Maïs.

Les variétés de maïs sont nombreuses. Toutes sont bonnes pour l'alimentation ordinaire. Mais pour la thérapeutique, nous avons dû, après bien des observations et comme conséquence de diverses analyses chimiques, préférer le *maïs rouge*, qui seul contient les divers principes constituants du maïs, dans une abondance de proportions qui rend sa qualité supérieure. Son grain est plus petit, sa couleur est plus foncée, il se cultive de préférence sur les terrains calcaires (1). Son rendement est inférieur, c'est ce qui a fait que les cultivateurs lui préfèrent les variétés blanches et jaunes. Pour l'emploi médical, nous avons trouvé, qu'à poids

(1) Nous avons établi une culture spéciale de maïs rouge sur un des versants du Jura, sol éminemment calcaire.

égal, il renferme plus de graisse, plus de phosphate. C'est le seul où nous avons trouvé du fer, en quantité appréciable. Il possède aussi un arôme bien plus marqué.

Un docteur, médecin des hôpitaux de Paris, sur notre demande, nous envoie son opinion ainsi formulée, sur quelques cas ou la farine de maïs rouge s'est montrée efficace.

DE L'AMAIGRISSEMENT.

L'amaigrissement est toujours un signe de maladie. Certes, on voit des hommes maigres qui se portent bien, mais leur constitution est ainsi faite et ils n'ont jamais été gras. Quand, *pour une cause inconnue*, l'on maigrit d'une façon sensible, il faut craindre quelque affection grave, car cette maladie s'attaque à la constitution en général. Il faut se garder de négliger ce signe que la nature envoie comme précurseur, souvent avant tout autre malaise.

Lors donc que l'on s'aperçoit que l'on maigrit, que faire? Faut-il absorber du quinquina, du fer, des toniques, du charbon, des digestifs, des purgatifs prompts, des dépuratifs ou se livrer à l'hydrothérapie? Non, car l'on ne sait pas si la maladie qui vous menace provient du sang ou de l'estomac, de l'intestin ou du cerveau. Vous ignorez ce qui souffre, du cœur ou de la vessie, du poumon ou du foie.

Que savez-vous? une seule chose, c'est que vous maigrissez. Que ferez-vous? Vous devrez combattre cet amaigrissement. C'est le seul traitement à suivre puisque c'est la seule maladie connue.

On possède quelques remèdes qui font maigrir, on en connaît peu qui fassent engraisser. Il y en a un cependant qui réussit quelquefois : l'huile de foie de morue. Elle agit uniquement parce que c'est un corps gras. Or est-il besoin, pour introduire un corps gras dans l'estomac, qu'il soit parfumé de cette façon. Nous croyons qu'il faut en laisser l'usage aux personnes qui aiment le goût du poisson. Mais s'il y a peu de remèdes qui engraissent il y a au contraire beaucoup d'aliments qui ont cette propriété. Ce sont : 1° les farineux; 2° les corps gras.

En effet, Liébig a démontré d'une façon inattaquable que les farines se transforment en graisse. Les corps gras n'ont qu'une petite transformation à subir pour être assimilés.

Citons tout de suite les aliments qui renferment ces deux éléments en meilleure proportion. Ceux qui viennent en tête sont : la farine de maïs rouge et celle d'avoine. Mais la farine d'avoine a des propriétés excitantes particulières, qui réservent son emploi pour affections certaines dans lesquelles, additionnée de quelques substances réparatrices, elle nous a été d'un secours efficace pour remettre pour ainsi dire sur pied des personnes épuisées.

La farine de maïs, au contraire, est spéciale pour combattre l'amaigrissement et le changer en embonpoint. Aussi est-ce celle que nous conseillons toujours pour cela. Ses succès ont été nombreux et durables, et le malade peut lui-même les constater en *se pesant* tous les mois.

Cas qui exigent surtout son emploi.

Toux sèche, de longue date, fatigante ou

peu, accompagnée d'abattement, parfois somnolence, peau sèche, un peu de fièvre le soir, sueur la nuit. Lorsque la maladie, ce qui est le plus commun, est accompagnée d'amaigrissement, l'usage de la farine de maïs rouge dissipe sûrement tous les symptômes. Plus le malade en fait usage,plus tôt il est guéri.

Dans le développement difficile de L'ENFANCE, l'on en obtient les meilleurs effets.

USAGE.

La farine de maïs rouge s'emploie de la manière suivante :

1° Potage avec du lait.
2° Potage à l'eau seule.
3° Potage au gras, avec semoule de maïs.
4° En tablettes comme le chocolat.
5° Comme le café, avec les grains du maïs torréfié.

POTAGE AVEC DU LAIT POUR UNE SEULE PERSONNE ADULTE.

Prenez :

Farine de maïs rouge bien fine, 2 cuillerées à soupe presque combles, ou.	50 gramm.
Lait, une grande tasse, ou. . . .	200 —
Sel, une pincée, ou.	5 —
Sucre, trois morceaux ordinaires, ou.	30 —
Beurre, un petit morceau, ou..	10 —

PRÉPARATION.

Mêlez le tout de façon à avoir une bouillie légère. Cuisez sur un feu doux, en remuant de temps en temps. Quand le potage bout, on le maintient en ébullition pendant six à huit minutes. Alors le potage est terminé, il est prêt à être consommé.

Les personnes qui voudront en user deux fois par jour, prendront le potage au lait le matin et le potage au bouillon, le soir, au commencement du dîner.

Le maïs torréfié se consomme à la manière du café ordinaire, soit à l'eau, soit au lait.

Les tablettes de maïs se prennent comme les tablettes de chocolat.

N. B. La farine de maïs rouge possède naturellement une faible odeur de vanille. Cette odeur, ainsi que sa couleur plus foncée, suffisent pour le distinguer des autres maïs blancs et jaunes.

Il faut se défier des farines de maïs jaune du commerce; elles contiennent très-souvent de fortes quantités de fécule de pomme de terre et sont, par cela même, indigestes et de mauvais goût.

OBSERVATIONS

Cas de guérison. — Témoignage des Médecins.

AU RÉDACTEUR.

« Monsieur,

« La phthisie pulmonaire est, hélas! si commune dans nos climats, que généralement, sur six ou sept décès, il y en a au moins un amené par cette cruelle maladie, et, ce qu'il y a de fâcheux, c'est que les malades et ceux qui les entourent se font ordinairement illusion sur leur position. « C'est un rhume, dit-on... il faut prendre quelque tisane adoucissante... Oh! ce malheureux rhume est bien long à se guérir... » Puis, bientôt l'illusion devient impossible, et ce n'est que quand il est trop tard qu'enfin la triste vérité vient à être connue.

« Or, on croit partout qu'à cette affreuse maladie il n'est pas de remède. L'iode, l'huile de foie de morue ne sont que des palliatifs bien impuissants. Eh bien ! le remède certain, remède des plus agréables, c'est la farine de maïs de bonne qualité, employée en bouillie. L'usage assidu et prolongé de cet excellent aliment amène infailliblement la guérison, quand toutefois la maladie n'est pas arrivée au dernier degré.

« Mais, diront peut-être quelques praticiens, comment voulez-vous que cet aliment agisse pour amener la guérison ? A cela je répond humblement : je n'en sais rien. Dieu seul sait comment cet aliment peut dissoudre les tubercules qui se forment dans les tissus du poumon, et comment il fait se cicatriser la place que ces tubercules occupaient. Tout ce que je puis dire, c'est que j'ai pour preuve de magnifiques résultats, acquis par une longue expérience (l'expérience, contre laquelle la théorie vient se briser si souvent!) Oui, je pourrai, au besoin, citer les noms des personnes que l'usage de cet excellent aliment a rétablies, et qui en signeraient la déclaration *des deux mains*, tant elles se trouvent heureuses de leur guérison. Qu'on me dise d'ailleurs, comment agit le sulfate de quinine contre la fièvre, et même ce que c'est que la fièvre.

« Donc, tant que la maladie n'est pas arrivée au dernier point, tant que le poumon n'est pas dans un état complet de désorganisation, il ne faut pas hésiter à faire usage de ce moyen de guérison, qui, je le répète, est des plus agréables; mais il n'agit qu'à la longue, puisque c'est un aliment.

«Dans le midi de la France, en Franche-Comté, en Italie, en Espagne, où l'emploi du maïs est si commun, la phthisie pulmonaire est presque inconnue. Il en est de même au Mexique, à ce que m'ont assuré plusieurs officiers mexicains internés à Tours. Le maïs ne jouerait-il pas, dans ces différents pays, un rôle éminemment préservateur ?

« Dès qu'on s'aperçoit qu'un rhume, ou ce que l'on croit tel, devient opiniâtre ou de mauvaise nature, il ne faut pas chercher à se faire illusion, mais, au contraire, se bien renseigner sur sa position, ce qui est facile par l'auscultation. Pour peu que les poumons ne soient pas dans leur état normal, il faut aussitôt faire sa *principale nourriture* de farine de maïs en bouillie, avec moitié eau.

« On peut manger de toute autre chose, en évitant seulement les aliments échauffants, les épices, le café, le vin pur, les liqueurs, mais, je le répète, il faut faire du maïs son aliment principal et en manger trois fois par jour, au moins pendant deux ou trois mois.

« On ne tarde pas à s'apercevoir des bienfaits d'une telle alimentation.

« Dans le cas ou vous jugerez utile, monsieur, de faire part de tout ou partie de ma lettre au public, j'ai l'honneur de vous autoriser à en faire tel usage que vous jugerez à propos ; et si vous désirez connaître les personnes qui ont dû la vie à l'emploi de ce simple moyen, ayez la bonté de me faire part de votre désir, et je m'empresserai de vous adresser leurs noms et leur demeure.

« Je ne doute pas que je trouve en vous, monsieur, profonde sympathie et vif désir de soulager la pauvre humanité souffrante.

« Veuillez agréer, etc. »

ÉMILE DE TARADE.

Ancien professeur de physiologie comparée et propriétaire, au château de Belleroche, près et par Amboise (Indre-et-Loire).

OBSERVATIONS.

A Monsieur Parisel, pharmacien de 1re classe.

Monsieur,

J'ai bien reçu et votre utile ouvrage, et votre bienveillante lettre. Je vous remercie beaucoup de l'une et de l'autre, et vois avec plaisir que vous êtes aussi un partisan des vertus bienfaisantes du maïs. On en cultive passablement en Touraine; mais il n'est bon que pour les bestiaux; il manque de qualité par suite du manque de chaleur.

Je vous envoie ci-joint, selon votre désir, un relevé succint de quelques-uns des principaux cas de guérison complète opérée par le maïs... Croiriez-vous, monsieur, que le plus difficile est de faire accepter, par la plupart des malades, ce moyen très-agréable de guérison? Nous avons connu, ici même, une jeune fille de 18 ans, qui, assurément, aurait pu être guérie, car sa phthisie n'était pas très-avancée. Il n'y avait induration que dans une très-petite partie du poumon droit. Elle n'a jamais voulu goûter à une bouillie délicieuse que sa mère lui avait préparée elle-même à plusieurs reprises, quoique la pauvre mère lui offrît d'en manger sa part chaque fois. « Non, disait-elle dans sa stupidité... *j'aime mieux mourir!...* » et, en effet, elle est morte.

Émile de Tarade.
Ancien professeur de physiologie comparée, etc.

Première observation. — Mlle E. R.

22 ans. Les deux poumons étaient dans un très-mauvais état. On désespérait de conserver cette demoiselle. Sueurs, fièvre lente, diarrhée, toux de mauvais augure. Trois mois d'emploi assidu de bouillie de farine de maïs l'ont entièrement rétablie. Cette personne a maintenant 36 ans ; elle est mariée et a eu plusieurs enfants. Son état de santé est excellent.

Nota. Sa sœur est à son tour dans une situation extrêmement critique, par suite de la même maladie ; mais, le moyen de lui faire entendre raison ?...

Deuxième observation. — Le colonel B. homme dans la force de l'âge... Revenu de l'Orient dans le plus triste état. Lui-même se considérait comme perdu. « Ce malheureux rhume va bientôt m'envoyer là-bas, disait-il ; mais il ne faut pas le

dire à ma femme; cela l'affligerait trop. »
Il a eu confiance, et a fait un usage assidu de la farine de maïs pendant quelques mois : il y a de cela plusieurs années. C'est maintenant l'homme le plus robuste, peut-être, de son régiment, et un des plus beaux hommes de l'armée.

Troisième observation. — Fille *Plou*, servante à la journée, 35 ans. Fièvre hectique; toux, sueurs, diarrhée, vomissements de sang abondant. Rétablie par l'usage du maïs. En très-bonne santé maintenant. Elle a 43 ans, s'est mariée depuis et a eu un enfant.

Quatrième observation. — Jacques *Perchais*, cultivateur, ancien soldat. Revenu de Crimée avec une phthisie au 2e degré, très-menaçante. Guéri par l'usage du maïs. Marié depuis; trois enfants.

Cinquième observation. — Jean Lecoté, vigneron. Toux de mauvaise nature. Sueurs nocturnes, fièvre lente continue. Guéri.

Sixième observation. — Mme D., marchande au marché Saint-Martin, à Paris. Cette pauvre femme se voyait perdue. « J'ai essayé de tous les remèdes, nous disait-elle... L'huile de foie de morue ne me sauvera pas plus que les autres. » Elle était dans un état de marasme effroyable, et sa toux faisait mal à entendre. « Mais, lui dîmes-nous, vous avez là, dans ce paillon, et vous vendez ce qui peut vous sauver. Essayez-en. — Quoi ! cette farine jaune ! le maïs ? — Précisément. » Cette femme eut confiance, et au retour d'un voyage assez long que nous fîmes en Bretagne, nous retrouvâmes cette femme grasse, fraîche, joyeuse. « Ah ! que je vous remercie, nous dit-elle... Vous m'avez sauvé la vie. — Vous avez donc fait usage du maïs ? — Tenez, voyez, monsieur... » et en disant cela elle découvre une assez grande marmite, aux trois quarts pleine de bouillie de maïs. « Quand j'ai faim, ajouta-t-elle en riant, je fouille là-dedans. »

Maïs et Quinquina

POUR POTAGES.

Le quinquina est mêlé au maïs rouge dans une proportion croissante, depuis 5 0/0 jusqu'à 30 0/0.

Maïs Torréfié ou Brûlé.

Pour les personnes qui ne peuvent se passer de café, nous préparons du maïs brûlé qui a le goût du café avec l'action fortifiante du maïs rouge.

Tablettes de Maïs rouge.

La maladie n'épargne pas les personnes riches ; mais la guérison pour elles est entourée de difficultés. Combien de médecins se sont vus forcés de renoncer à un remède efficace parce que le palais délicat de leur opulente cliente en repoussait le goût ! Aussi croyons-nous rendre au médecin des classes riches un vrai service en préparant de véritables bonbons à la farine de maïs rouge.

Les **Tablettes de Maïs rouge** *à la vanille* ont un goût délicieux et possèdent des propriétés médicales supérieures à l'huile de foie de morue.

Leur usage est surtout d'une merveilleuse efficacité pour **les enfants.**

A la Pharmacie, 29, avenue Lamothe-Piquet. — Prix, le demi kilog : 4 fr.

TABLE DES MATIÈRES

contenues

DANS LA BROCHURE DU MAÏS ROUGE.

Paris. — E. DE SOYE, imprimeur, 2, place du Panthéon

www.ingramcontent.com/pod-product-compliance
Ingram Content Group UK Ltd.
Pitfield, Milton Keynes, MK11 3LW, UK
UKHW021213230726
13926UKWH00001B/493